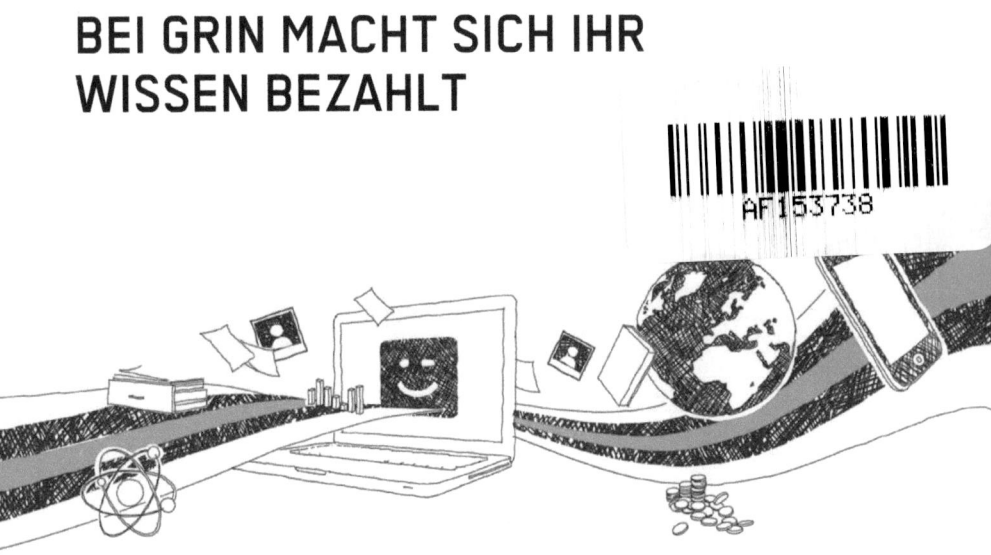
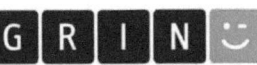

Bibliografische Information der Deutschen Nationalbibliothek:

Die Deutsche Bibliothek verzeichnet diese Publikation in der Deutschen National-
bibliografie; detaillierte bibliografische Daten sind im Internet über http://dnb.d-
nb.de/ abrufbar.

Impressum:

Copyright © 2020 GRIN Verlag
Druck und Bindung: Books on Demand GmbH, Norderstedt Germany
ISBN: 9783346235602

Dieses Buch bei GRIN:

https://www.grin.com/document/704161

Thomas Lindner

Vegane Ernährung im Sport. Wie gelingt die Versorgung mit Eiweiß?

GRIN Verlag

GRIN - Your knowledge has value

Der GRIN Verlag publiziert seit 1998 wissenschaftliche Arbeiten von Studenten, Hochschullehrern und anderen Akademikern als eBook und gedrucktes Buch. Die Verlagswebsite www.grin.com ist die ideale Plattform zur Veröffentlichung von Hausarbeiten, Abschlussarbeiten, wissenschaftlichen Aufsätzen, Dissertationen und Fachbüchern.

Besuchen Sie uns im Internet:

http://www.grin.com/

http://www.facebook.com/grincom

http://www.twitter.com/grin_com

Wintersemester 2019/2020

Seminar: Wissenschaftliches Arbeiten

IST-Hochschule für Management

Vegane Ernährungsmythen:

Pflanzliches Protein

vorgelegt von: LINDNER Thomas

Abkürzungsverzeichnis

EW   ---   Eiweiß

g   ---   Gramm

Inhalt

1. Einleitung

Die folgende Arbeit wurde im Rahmen des Dualen Bachelor Fitnesswissenschaft und Fitnessökonomie als Hausarbeit für das Modul Wissenschaftliche Arbeit, an der IST-Hochschule für Management verfasst, ist Hauptbestandteil der Benotung des Moduls und gilt ebenso als Grundbaustein und Vorbereitung für die schriftliche Abschlussarbeit des Bachelorstudiums.

Im Zuge der Arbeit wird geklärt worum es sich grundlegend bei Veganer Ernährung handelt, es wird ein Einblick in die Thematik des im Veganismus meist diskutierten Aspekt dem Eiweiß, mit der Fragestellung der ausreichenden Verfügung, der Qualität und dem Vergleich zwischen tierischem und pflanzlichem Eiweiß bearbeitet. Zum Abschluss kann sich der Leser mit Hilfe der Vor- und Nachteile selbst eine Meinung über die Sinnhaftigkeit und Notwendigkeit bilden.

Um noch einen tieferen Einblick in das breitgefächerte Thema von Veganer Ernährung zu bekommen, wird empfohlen auf die literarischen Werke, des Literaturverzeichnisses zurück zu greifen.

1.1 Themenrelevanz

Das Thema Vegane Ernährung ist insofern von Bedeutung, da es momentan eine präsente, wachsende und heiß diskutierte Ernährungsform ist. Relevant ist es vor allem, dem mündigen Leser die Augen zu öffnen, damit er selbst selektieren kann, in welchem Ausmaß, beziehungsweiße ob er Elemente dieser Ernährungsform für sich etablieren möchte. Genauso essenziell ist es den Verfechtern der Bewegung, die möglichen Risiken aufzuzeigen und ihnen ebenso direkt die Möglichkeit zu geben, diesen entgegen zu wirken.

Der Vegetarismus wird mittlerweile durch die verschiedensten Formen geprägt. Um den Rahmen folgender Arbeit nicht zu überspannen, wird hier nur der Veganismus, die rein pflanzliche Ernährungsweise behandelt. Ebenso wird der Vegane Lebensstil per se nicht bearbeitet, sondern rein die Ernährungsform. Genauso wenig wird auf die verschiedensten Beweggründe zum Veganismus eingegangen.

1.2 Begriffsdefinition

Vegane Ernährung ist in aller Munde und erfreut sich wachsender Beliebtheit! Doch was genau verbirgt sich hinter dem vielversprechenden Begriff, der nun immer häufiger auf Lebensmitteln im Supermarkt zu finden ist? Vegetarismus meidet Nahrungsmittel von getöteten Tieren. Zahlreiche Untergruppen definieren, bis zu welchem Maß auf tierische Produkte verzichtet wird. Vegane Ernährung ist die konsequenteste Form des Verzichts auf Tierprodukte. (Albert, 2016) Sehen wir uns, als ersten Schritt die Begriffsdefinition von Veganismus an:

Veganismus ist eine Lebensweise, die versucht - soweit wie praktisch durchführbar - alle Formen der Ausbeutung und Grausamkeiten an leidensfähigen Tieren für Essen, Kleidung und andere Zwecke zu vermeiden; und in weiterer Folge die Entwicklung und Verwendung von tierfreien Alternativen zu Gunsten von Mensch, Tier und Umwelt fördert. In Bezug auf die Ernährung bedeutet dies den Verzicht auf alle Produkte, die zur Gänze oder teilweise von Tieren gewonnen werden. (Hammad, 2016)

Bezogen auf die konkrete Thematik dieser Arbeit - das Protein, werden also einzig und alleine Proteine, mit pflanzlichem Ursprung konsumiert. (Albert, 2016)

2. Entstehung

Es mag den Anschein haben als sei Veganismus ein neuer, kurzlebiger Trend, der momentan für Aufsehen in den sozialen Medien sorgt. Eine Innovation des 20. Jahrhunderts. Doch schon nach kurzer Recherche lässt sich feststellen, dass dem nicht so ist und die Wurzeln dieser Ernährungsmethode tief liegen. Die heutigen Innovationen der sozialen Medien eröffnen für den Veganismus eine ganz neue Möglichkeit sich zu präsentieren. Da es gerade in unserer heutigen Zeit besonders leicht ist, sich über das Internet weltweit zu vernetzen und Botschaften im Internet zu teilen, erlebt auch der Veganismus einen starken Aufschwung.

Als der erste laut Aufzeichnungen bekannte Vegetarier gilt Philosoph und Mathematiker Pythagoras (um 570 – 500 vor Christus). Er verzichtete auf den Fleischkonsum, denn er war der festen Überzeugung, alles was den Tieren angetan wird, kommt auf den Menschen zurück. Viele Gleichdenkende taten es ihm gleich, doch zu einer Bewegung wurde es noch nicht. Pythagoras wurde zum Symbol. Deshalb wurden vor der offiziellen Einführung des Begriffes „Vegetarier" im Jahre 1847 wurden die Anhänger der Ernährungsform als „Pythagoreer" bezeichnet. Im Mittelalter hat der Vegetarismus wieder an Popularität verloren. Die einzigen bekannten Vertreter waren christliche Mönche, die nur aus religiösen Gründen kein Fleisch verzehrten. Zur Zeit der Aufklärung machten die berühmten Schriftsteller Francois de Voltaire (1694-1778) und Jean Jaques Rousseau (1712-1778) auf den Vegetarismus aufmerksam. Im Laufe des 19. Jahrhunderts wurde der Vegetarismus in Europa bekannt. Befürworter beschrieben die Ernährungsform als gesünder. (Albert, 2016) Im Jahr 1944 gegründete Vegan Society of England zurück. Schlüsselfigur und Vorreiter war Mitbegründer Donald Watson. 1979 wurde die Vegan Society offiziell als gemeinnützige Organisation anerkannt. Watson definierte den Begriff aus der Anfangs und Endsilbe von „Veg-etari-an". Mit Ende des 20. Jahrhunderts wird der Vegetarismus aufgrund diverser Tierschutzorganisationen immer bekannter und vertretener. (Hammad, 2016)

3. Protein

Eiweiß / Protein ist neben Kohlenhydraten und Fetten einer der Hauptbausteine des Körpers, der beim Wachstum und bei der Reparatur von Gewebe hilft und gleichzeitig unser Hormon- und Immunsystem in seiner Funktion unterstützt. Der Makronährstoff Eiweiß setzt sich aus 20 verschiedenen Aminosäuren zusammen. Unser Körper kann elf „nicht essentielle" bzw. „entbehrliche" Aminosäuren selbst herstellen, so dass der Verzehr dieser Aminosäuren theoretisch nicht zwingend notwendig wäre. Zusätzlich gibt es neun „essenzielle" bzw. „unentbehrliche" Aminosäuren, die unser Körper nicht selbst herstellen kann, was bedeutet, dass wir diese durch die Nahrung zu führen müssen. (Iyitanir, 2013)

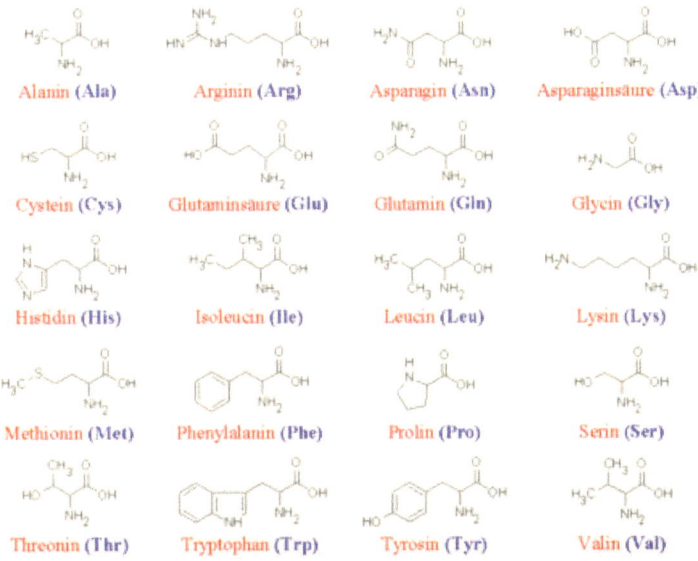

Abbildung 1 Aminosäuren, (wikimedia.org, 2015)

3.1 Aktueller Bezug

Weltweit stehen vegane Athleten sämtlicher sportlicher Disziplinen im Rampenlicht und liefern Bestleistungen, messen sich mit der Weltspitze und stehen ihren Mischköstlichen Kontrahenten um nichts nach. Vegane Ernährung wird fälschlicherweise immer noch in zahlreichen Publikationen mit einem

Mangel an Kraft, Ausdauer und Leistungsfähigkeit sowie einer generellen Unterversorgung, mit Hauptaugenmerk auf Protein in Verbindung gebracht. (Rittenau, 2020)

Kein Makronährstoff ist so heiß diskutiert, und kein Mythos ist so beständig wie der um das Eiweiß. Liefert die vegane Ernährung genug Protein, inklusive dem gesamten benötigten Aminosäure-Spektrum?

Ist pflanzliches Protein als minderwertiger zu betrachten? Folgende Kapitel sollen Antworten auf diese Überlegungen geben.

3.2 Proteinbedarf

Wie hoch ist der Proteinbedarf tatsächlich und kann es wirklich zur täglichen Herausforderung werden, diesen zu decken?

So wichtig es auch ist, die meisten Menschen brauchen nicht viel Eiweiß, um ihren täglichen Bedarf zu decken, was zum Teil daran liegt, dass unser Körper Eiweiß sehr effizient recycelt und andere Nährstoffe wie insbesondere Kohlenhydrate als Treibstoff für die körperliche Aktivitäten bevorzugt. (Trumbo, Schlicker, Yates, & M, 2005)

Der Proteinbedarf ist natürlich wie jeder andere Nährstoffbedarf, komplett individuell zu betrachten und variiert von Person zu Person, jedoch können wir uns auch hier gewisse Richtlinien zu nutzen machen um somit möglichst nahe an den Idealwert zu kommen. (Deutsche Gesellschaft für Ernährung, 2017)

Die Tabelle auf der nächsten Seite zeigt den Bedarf verschiedener Altersgruppen sowie für Personen in besonderen Situationen. Während der Bedarf für Säuglinge mit 2,5 g/kg Körpergewicht am Tag am höchsten ist, sinkt der Bedarf mit dem Alter auf etwa 0,8 bis 1 g/kg Körpergewicht ab.

Protein

	Protein			
	g/kg Körper-gewicht/ Tag[a]		g/Tag[b]	
Alter	m	w	m	w
Säuglinge				
0 bis unter 1 Monat[c]	2,5		8	
1 bis unter 2 Monate[c]	1,8		8	
2 bis unter 4 Monate[c]	1,4		8	
4 bis unter 12 Monate	1,3		11	
Kinder und Jugendliche				
1 bis unter 4 Jahre	1,0		14	
4 bis unter 7 Jahre	0,9		18	
7 bis unter 10 Jahre	0,9		26	
10 bis unter 13 Jahre	0,9	0,9	37	38
13 bis unter 15 Jahre	0,9	0,9	50	49
15 bis unter 19 Jahre	0,9	0,8	62	48
Erwachsene				
19 bis unter 25 Jahre	0,8	0,8	57	48
25 bis unter 51 Jahre	0,8	0,8	57	48
51 bis unter 65 Jahre	0,8	0,8	55	47
65 Jahre und älter[d]	1,0	1,0	67	57
Schwangere				
2. Trimester		0,9		+7
3. Trimester		1,0		+21
Stillende		1,2		+23

[a]Die Angaben beziehen sich auf Normalgewicht; bei Übergewicht (BMI > 25 kg/m² bei Erwachsenen) sollte das Normalgewicht für die Berechnung zugrunde gelegt werden.
[b]Diese Angaben basieren auf dem Referenzgewicht (siehe Kapitel „Energie").
[c]Hierbei handelt es sich um Schätzwerte; die Ableitung orientiert sich an der Zusammensetzung der Frauenmilch.
[d]Hierbei handelt es sich um Schätzwerte; der Proteinbedarf für ältere Erwachsene lässt sich nicht mit wünschenswerter Genauigkeit bestimmen, daher kann keine empfohlene Zufuhr abgeleitet

Abbildung 2 Proteinbedarf laut der Deutschen Gesellschaft für Ernährung (Deutsche Gesellschaft für Ernährung, 2017)

3.3 Proteinbedarf für Sportler

Die DGE gibt einen klaren und einfachen Aufschluss über die optimale Zufuhr von Proteinen. Lediglich sollte der, in dieser Tabelle nicht mit einbezogene erhöhte Bedarf für Sportler nicht außer Acht gelassen werden. Erwachsene benötigen ca. 1g/Kg/Tag, während es der Bedarf des Sportlers rund 1.5g/Kg/Tag beträgt. Den höchsten Bedarf haben Kraftsportler mit 1.6 bis hin zu 1.8 g um eine positive Stickstoffbilanz zu haben. Für Bodybuilder kann sich der Bedarf sogar auf bis zu 2.2g/Kg/Tag erhöhen, aber das stellt die extreme Ausnahme dar (Wiegand, 2013) Ergänzend dazu sollte beachtet werden, dass Sportler zwar in Summe einen erhöhten Proteinbedarf haben, aber ebenso auch einen generell gesteigerten Kalorienbedarf und somit erhöht sich durch die gesteigerte Kalorienaufnahme auch die Eiweißzufuhr ohne einen beachtlichen Mehraufwand.

Somit lässt sich leicht erkennen, dass der tatsächliche Proteinbedarf, nicht übermäßig schwierig zu decken ist und dass uns unter anderem modernes Marketing diverser Nahrungsergänzungsfirmen, vermutlich ein falsches Bild vor Augen führt. (Rittenau, 2020)

3.4 Vergleich tierisches und pflanzliches Protein

Die Menschheit wurde Jahrzehnte lang darauf geprägt, Fleisch und andere tierische Nahrungsmittel, seien die einzige und/oder ideale Eiweiß Quelle. Jedoch wird missachtet, dass Tiere im Endeffekt nur die Mittelmänner sind, da die Mehrheit der Tiere ihr Eiweiß aus Pflanzen bezieht. Jedes Protein entstammt eines pflanzlichen Ursprungs. Die größten und stärksten Tiere des Planeten Erde- wie Elefanten, Nashörner, Pferde und Gorillas sind Pflanzenfresser, ernähren sich also rein pflanzlich und sind somit vegan. Sie bekommen mehr als genug Protein, um große Muskeln aufzubauen und ihre Gesundheit zu erhalten.

Der weitgehenden Meinung widersprechend, hat die größte Studie, die die Nährstoffaufnahme von Omnivoren (=Allesesser) mit der von Herbivoren (=Pflanzenesser) vergleicht, gezeigt, dass der durchschnittliche Pflanzenesser nicht nur genügend Protein zuführt, sondern 70% der getesteten mehr als er benötigt. Selbst Fleischesser beziehen rund die Hälfte ihres Proteins aus Pflanzen. (Rizzo, Jaceldo Siegl, Sabate, & Fraser, 2013)

Ein weiteres weit verbreitetes Vorurteil gegenüber Eiweiß, das durch Marketing- und Lobbying-Gelder am Leben erhalten wird, ist, die Qualität von Pflanzeneiweiß gegenüber tierischem. Pflanzliches Eiweiß wird als minderwertig dargestellt und es wird behauptet, dass Pflanzen nicht alle essentiellen Aminosäuren enthalten. Auch hier handelt es sich um eine falsche Information, denn jede einzelne Pflanze enthält alle essentiellen Aminosäuren in unterschiedlichen Anteilen. (McDougall, 2002) Korrekt ist, dass einige pflanzliche Nahrungsmittel einen geringeren Gehalt an bestimmten Aminosäuren haben, deswegen versuchen viele Veganer in jeder Mahlzeit das gesamte Spektrum abzudecken. Doch das ist gar nicht notwendig, denn unser Körper ist schlau und hat hierfür eine Lösung. (Campbell & Campbell, 2005) Er zerlegt Proteine in ihre einzelnen Aminosäuren, so dass die benötigten Proteine zu den benötigten Zeitpunkten aufgebaut werden können. (Trumbo, Schlicker, Yates, & M, 2005) Somit zeigt die neutrale Forschung, dass die Quelle der Proteine keinen Einfluss auf die Qualität hat, wichtig ist nur genügend Protein mit der ausreichenden Menge an Aminosäuren aufzunehmen um den Körper ideal zu versorgen. (Reidy PT, 2016)

Eine 12-wöchige randomisierte finnische klinische Studie untersuchte die Auswirkung einer Substitution von tierischem Eiweiß durch pflanzliches. Untersucht wurde die Aufnahme Nährstoffen, Ballaststoffen und Plasma-Lipoproteinen. Umfang der Studie waren 107 Frauen und 29 Männer (20-69 Jahre). Die Teilnehmer wurden in drei Diätgruppen mit unterschiedlichen Zusammensetzungen von Nahrungsproteinen geteilt:

Gruppe I "Tier": Tierische Lebensmittel 70% / Pflanzliche Lebensmittel 30%
Gruppe II "50/50": Tierische Lebensmittel 50% / Pflanzliche Lebensmittel 50%
Gruppe III "Pflanze": Tierische Lebensmittel 30% / Pflanzliche Lebensmittel 70%

Die Makronährstoffaufteilung war bei allen Ernährungsgruppen auf eine Proteinaufnahme von 17% ausgelegt. Die Pflanzen- und 50/50-Gruppe nahm im Vergleich zur Tier-Gruppe weniger gesättigte Fettsäuren und mehr ungesättigte

Fettsäuren auf. Ebenso war die Ballastoffaufnahme in den Gruppen II & III deutlich höher.

Gesamtcholesterin sowie LDL-Cholesterin waren in der Pflanzen- niedriger als in der Tier-Gruppe aber es konnten keine Unterschiede im HDL-Cholesterin oder in den Triglyceriden festgestellt werden.

Die Erhöhung der pflanzlichen Eiweißquellen in der Nahrung, führte zu einer erhöhten Aufnahme von Ballaststoffen sowie einer qualitativen Verbesserung der Nahrungsfette und des Blutlipoproteinprofils. Schon der Umstieg zur „50/50" Diät hatte enorme Auswirkung auf die allgemeine Gesundheit. (Päivärinta, et al., 2020)

3.5 Vegane Proteinquellen

Das Aushängeschild der veganen Proteinquellen ist der Tofu, ein Produkt aus der Sojabohne. Die Sojabohne ist sehr vielseitig und es lassen sich die verschiedensten Lebensmittel daraus herstellen. Neben Tofu, sind unter anderem Sojamilch, Sojajoghurt und Tempeh sehr beliebte Produkte. Hülsenfrüchte sind eine nahrhafte und gut kombinierbare Option. Nüsse und Samen liefert viel Protein aber auch eine Menge Fett. Bei naturbelassenen Nüssen, handelt es sich zwar um gute Fette, jedoch sind diese sehr energiedicht und sollten deshalb mit Maß und Ziel genossen werden. (PETA Deutschland, 2014)

Die Vielfalt an rein pflanzlichen Proteinquellen ist also gegeben und die Kombinationsmöglichkeiten sind natürlich grenzenlos. Um einen kurzen Einblick in die proteinhaltigsten pflanzlichen sowie tierischen Lebensmittel zu bekommen folgt nun ein direkter Vergleich von den jeweils 15 gehaltvollsten Quellen. Verglichen wird der Eiweiß Gehalt pro 100 Gramm.

Eiweißgehalt in Gramm auf 100 Gramm			
TIERISCHE LEBENSMITTEL		PFLANZLICHE LEBENSMITTEL	
Lebensmittel	**g**	**g**	**Lebensmittel**
Parmesan	36	65	Spirulina Alge
Bergkäse	29	44	Tofu
Emmentaler	29	41	Sojamehl
Putenbrust	24	38	Sojabohne roh
Camembert	24	29	Leinsamen
Hühnerbrust	22	27	Sonnenblumenkerne
Schweinefleisch mager	22	26	Erdnuss
Wild mager	22	24	Saubohnen, roh
Schinken mager	22	24	Linsen, roh
Thunfisch	21	24	Kürbiskerne
Kalbfleisch mager	21	24	Mohnsamen
Lammfleisch mager	21	23	Mungobohnen, roh
Rindfleisch mager	21	23	Erbsen, roh
Heilbutt	20	21	Bohnen weiß, roh
Forelle	20	21	Limabohnen roh

Die eindeutige, gesamt Tabellenspitze belegt, aus der pflanzlichen Spalte die Spirulina Alge mit 65g EW / 100g, das ist fast der doppelte Gehalt verglichen, zur tierischen Nummer 1, dem Parmesan der gerade mal1 36g EW / 100g liefert. Platz zwei bis vier der pflanzlichen Seite liefern mehr Eiweiß als die Nummer 2 der tierischen Seite. Wenn man sich das andere Ende der Tabelle ansieht, stellt man fest das selbst die Limabohne noch ein 1g EW / 100g mehr als die Forelle hat.

4. Kontroverse Betrachtung

Ist pflanzliches Protein gleichwertig, gegenüber tierischem? Im folgenden Abschnitt werden Vor- und Nachteil behandelt und im Anschluss eine Conclusio daraus gezogen.

Wichtig ist es, die Protein Thematik von weiter außen zu betrachten. Wir führen dem Körper selten, mit Ausnahme von Nahrungsergänzungsmitteln, einzelne Nährstoffe zu, sondern nehmen gleich ein ganzes Paket an (Nähr-) Stoffen auf. Wir sprechen also von einem Proteinpaket. Man darf Tiere also nicht nur als Proteinmittelmänner betrachten sondern muss bedenken, dass sie nicht nur Protein liefern sondern auch viele ungewünschte Nebenprodukte. Die vielen vorteilhaften Aspekte der Pflanzen, die, die Tiere durch ihre pflanzliche Ernährung aufnehmen, wie unter anderem, Fasern und Antioxidantien, gehen verloren, während sich die Konzentration der Schadstoffe wie Pestizide und Quecksilber erhöht und stark entzündliche Verbindungen wie Endotoxine und Neu5Gc entstehen. (Hever & Cronise, 2017). Fleisch sowie sämtliche tierische Produkte bringen sogar unsere Darmbakterien aus dem Gleichgewicht und führen dazu, dass Entzündungsmoleküle wie Trimethylamin-N-oxid (TMAO) produziert wird. Als Beispiel: Der Verzehr eines Hamburgers verlangsamt quasi sofort den Blutfluss und erhöht die Entzündungswerte im Blut bewiesenermaßen um 70%. Entzündungen und Durchblutungsstörungen beeinflussen die Leistungsfähigkeit nicht nur kurzfristig (Li, et al., 2018), sondern führen langfristig zu noch größeren Problemen und ebnen den Weg für Herzkrankheiten und verschieden Krebsarten (Schwingshackl & Hoffmann, 2014)

Das pflanzliche Eiweißpaket hingegen liefert viele positive Nebenprodukten wie Ballaststoffen, Antioxidantien und Phytochemikalien wie Vitamin C und Carotinoiden, die entzündungshemmend und abbauend wirken und die Durchblutung verbessern. (Hever & Cronise, 2017) Das tierische Eiweißpaket hingegen agiert genau konträr dazu und raubt dem Körper diese.

Antioxidantien, die also essentiell für den Körper als Schutz gegen freie Radikale sind, sind in Pflanzen durchschnittlich in der 64-fach höheren Menge,

16

verglichen zu tierischen Nahrungsmitteln zu finden. Daraus resultiert, dass Umstieg auf eine vegane Ernährung die, Entzündungswerte im Körper in gerade mal 3 Wochen um 29% reduzieren kann. (Sutliffe, et al., 2019)

Immer mehr Profi Sportler erkennen die Vorteile der rein pflanzlichen Ernährung und machen sich diese zu nutzen. Durch die Vorbeugung und Senkung von Entzündungen und körperlichem Stress und die damit einhergehende schnellere und bessere Regenration, sind sie leistungsfähiger und können öfter und härter trainieren. Die Regenerationszeiten sind verkürzt, die Durchblutung verbessert und das Körperfett sinkt. Die Akademie für Ernährung und Diätetik bestätigen, dass die vegane Ernährung den Proteinbedarf deckt beziehungsweise sogar übertrifft und für alle Lebensphasen, auch für Sportler, geeignet ist. (Sutliffe, et al., 2019)

Von diesen ganzen Vorteilen profitieren natürlich nicht nur Spitzensportler sondern jeder, dem seine Gesundheit, sowie sein kurz- und langfristiges Wohlbefinden am Herzen liegen und für jeden der sich mehr Energie, weniger Schmerzen und eine gesündere Körperzusammensetzung wünscht. Die Weltgesundheitsorganisation empfiehlt, weniger tierische und mehr pflanzliche Nahrungsmittel zu konsumieren um chronischer Krankheiten Vorzubeugen oder zumindest zu verzögern. (WHO, 1999)

4.1 Vorteile

Unschwer zu erkennen ist, dass sowohl die Bedarfsmenge, sowie die Auswahl an veganem Protein keine Herausforderung darstellt. Ebenso belegen zitierte Studien, dass pflanzliches Protein die Entzündungswerte im Körper nicht diese sogar nachweislich senkt und somit „Volkskrankheiten" wie unter anderem Krebs, Diabetes oder Schlaganfällen entgegen wirkt und diese verhindern kann. Pflanzliche Ernährung liefert mehr Energie und führt zur schnellen Regeneration, dass erleichtert das Leben aller, vom normal Bürger bis hin zum Leistungssportler. Vegane Ernährung kann somit das Leben nicht nur quantitativ verlängern sondern auch qualitativ verbessern.

4.2 Nachteile

Trotz der zahlreichen Vorteile dürfen die Nachteile der veganen Ernährung nicht ignoriert werden. Obwohl die vegane Ernährung schon sehr stark verbreitet ist kann es in gewissen klassischen Restaurants immer noch schwierig sein eine vegane Mahlzeit finden, was wiederrum zu sozialem Unverständnis führen kann.

4.3 Conclusio

Im Anbetracht der stark überwiegenden Vorteile, ist es naheliegend und erstrebenswert das Wissen der vegane Ernährung samt ihrer positiven Effekte für die breite Masse zugänglich zu machen. Der Mythos um das pflanzliche Protein ist schon lange geklärt, auch wenn gewisse Interessensgruppen, versuchen dem durch gezieltes Marketing entgegen zu wirken. Bei vernünftiger Planung stellt die vegane Ernährung, sowie die ausreichende Proteinzufuhr keine Herausforderung dar und die vegane Ernährung ist passend für jeden. Zahlreiche Ersatzprodukte/ vegane Versionen von klassischen Produkten/ Gerichten tierischem Ursprungs, erleichtern den Umstieg anfangs beziehungsweise erfüllen die Sehnsucht nach altbekannten, geliebten Gerichten. Prinzipiell bedarf es bei der veganen Ernährung aber nur der Grundnahrungsmittel der Natur, die somit global sowie kostengünstig zu finden sind.

5. Fazit

Anhand der in Kapitel 4 Aufgeführten Vor- und Nachteile lässt sich eine persönliche Entscheidung treffen, ob und wie weit man selbst pflanzliches Protein anstelle von tierischem einbauen möchte. Der Umstieg sollte am besten Schritt für Schritt von statten gehen, um sich sowohl physisch aber vor allem psychisch an die neue Ernährungsweise zu gewöhnen und im Besten Fall den Umstieg Langfristig realisieren zu können. Wie immer gilt „Probieren geht über Studieren". Vegane Ernährung ist, richtig eingesetzt definitiv eine Bereicherung für jeden, egal ob normal Bürger oder Spitzensportler. Die Quellen dieser Arbeit sind nur ein Bruchteil der, verfügbaren hoch qualitativen Informationen die Antwort auf jede Frage liefern können.

6. Eigenständige Argumentation

Wem seine Gesundheit und Leistungsfähigkeit am Herzen liegt der sollte das Ziel verfolgen, ein möglichst ausgewogenes, gesundes, naturbelassenes und den Bedürfnissen, angepasstes Ernährungsverhalten anzustreben.

Vor rund 8 Jahren wettete einer meiner besten Freunde, der sich damals bereits vegetarisch ernährte, ich würde es nicht ein Monat schaffen kein Fleisch zu essen. Aus dem einen Monat wurden mehrere Monate, ich informierte mich ausgiebig und schnell wurde mir klar meinen ethischen Ansatz, kann ich nur gerecht werden in dem ich auf eine rein pflanzliche Ernährung wechsle. Gesagt, getan. Ich fühle mich seitdem so fit wie noch nie, gehe all meinen sportlichen Leidenschaften nach und versichere mich durch regelmäßige medizinische Untersuchungen, wo ich unter anderem ein Blutbild anfertigen lasse. Innerhalb dieser 8 Jahre hatte ich nie mit gesundheitlichen Problemen zu kämpfen und mein Arzt ist jedes Mal aufs Neue über meine überdurchschnittlichen Ergebnisse verblüfft.

Gerade die Protein Frage ist die meist gestellte an vegan lebende Personen und selbst bei ausführlicher Erklärung bleibt stets ein Zweifel bestehen. In Zukunft werde ich diese Arbeit als Bestätigung meiner Argumentation an ungläubige aushändigen. Von Zeit zu Zeit überprüfe ich phasenweiße durch die Ernährungsanalysen Applikation „Cronometer" auf meinem Smartphone, meine Tageszufuhr. Sie misst sämtliche Ernährungsparameter und ich übertreffe die Idealzufuhr stets mit Leichtigkeit. Diese App gilt nur als Beispiel und soll Anreiz geben seine eigene Ernährung zu kontrollieren, protokollieren und zu analysieren um sich regelmäßig zu versichern und weitestgehend zu optimieren. Selbst wenn man sich bereits über einen längeren Zeitraum vegan ernährt ist Kontrolle immer besser als Vertrauen. Ich denke, dass vegane Ernährung sowie allgemein der vegane Lebensstil zukünftig einen größeren Einfluss auf die Bevölkerung haben wird und immer mehr Menschen einen gesundheitlichen Nutzen daraus ziehen können.

Literaturverzeichnis

(2018). Von blogspot.com: https://2.bp.blogspot.com/-UkTh06kT9lE/UtB8-pXfJpI/AAAAAAAA2I/V296Ux_ezPA/s1600/0_big.jpg abgerufen

Albert, T. (2016). *ich-lebe-vegan.de*. Von https://ich-lebe-vegan.de/was-ist-veganismus/geschichte-vegetarismus-veganismus/ abgerufen

Campbell, T. C., & Campbell, T. M. (2005). *The China Study: The Most Comprehensive Study of Nutrition Ever Conducted and the Startling Implications for Diet, Weight Loss and Long-term Health*. BenBella Books.

Deutsche Gesellschaft für Ernährung. (2017). *dge.de*. Von Deutsche Gesellschaft für Ernährung: https://www.dge.de/wissenschaft/referenzwerte/protein/ abgerufen

Hammad, B. (2016). *vegan.at*. Von https://www.vegan.at/inhalt/definition-veganismus abgerufen

Hever, J., & Cronise, R. (2017). Plant-based nutrition for healthcare professionals: implementing diet as a primary modality in the prevention and treatment of chronic diseases. *Journal of Geriatric Cardiology*.

Iyitanir, E. (2013). *Vegan Power Guide* (1. Auflage Ausg.). narayana Verlag.

Li, Z., Wong, S., Henning, Y. Z., Jones, A., Zerlin, G., Thames, S., . . . D, H. (2018). Hass avocado modulates postprandial vascular reactivity and postprandial inflammatory responses to a hamburger meal in healthy volunteers. *Food & Function*.

McDougall, J. (2002). Plant Foods Have a Complete Amino Acid Composition. *Circulation*.

Päivärinta, E., Itkonen, S. T., Pellinen, T., Lehtovirta, M., Erkkola, M., & Pajari, A.-M. (2020). Replacing Animal-Based Proteins with Plant-Based Proteins Changes the Composition of a Whole Nordic Diet—A Randomised Clinical Trial in Healthy Finnish Adults . *Nutrients*.

PETA Deutschland, e. (2014). *Vegan! : Einfach lecker und gesund. Die besten Rezepte für jeden Anlass.* Rowohlt Verlag GmbH.

Reidy PT, R. B. (2016). Role of ingested amino acids and protein in the promotion of resistance exercise–induced muscle protein anabolism. *The Journal of Nutrition.*

Rittenau, N. (2020). *Vegan-Klischee ade!* (5. Auflage Ausg.). Becker Joest Volk Verlag.

Rizzo, N., Jaceldo Siegl, K., Sabate, J., & Fraser, G. (2013). *www.sciencedirect.com.* Von https://www.sciencedirect.com/science/article/abs/pii/S2212267213011 131 abgerufen

Schwingshackl, L., & Hoffmann, G. (2014). Mediterranean dietary pattern, inflammation and endothelial function: a systematic review and meta-analysis of intervention trials. *Nutrition Metabolism Cardiovascular Diseas.*

Sutliffe, J., Gardner, J., Gorman, M., Carnot, M., Wetzel, WS, F., . . . A. (2019). Impact of a 6-Month Micronutrient-Dense Plant-Rich Nutrition Intervention on Health and Well-Being at the Worksite. *Journal of Nutrition Metabolism.*

Trumbo, P., Schlicker, S., Yates, A., & M, P. (2005). *Dietary Reference Intakes for energy, carbohydrate, fiber, fat, fatty acids, cholesterol, protein, and amino acids.* J Am Diet Association.

WHO. (1999). *World Health Organization, Regional Office for Europe. A healthy lifestyle.*

Wiegand, A. (2013). *Vegan + Sport: vegane Ernährung und Ausdauersport.* BoD – Books on Demand.

wikimedia.org. (2015). Von https://upload.wikimedia.org/wikipedia/commons/thumb/b/b1/Aminosa euren.png/440px-Aminosaeuren.png abgerufen

Abbildungsverzeichnis:

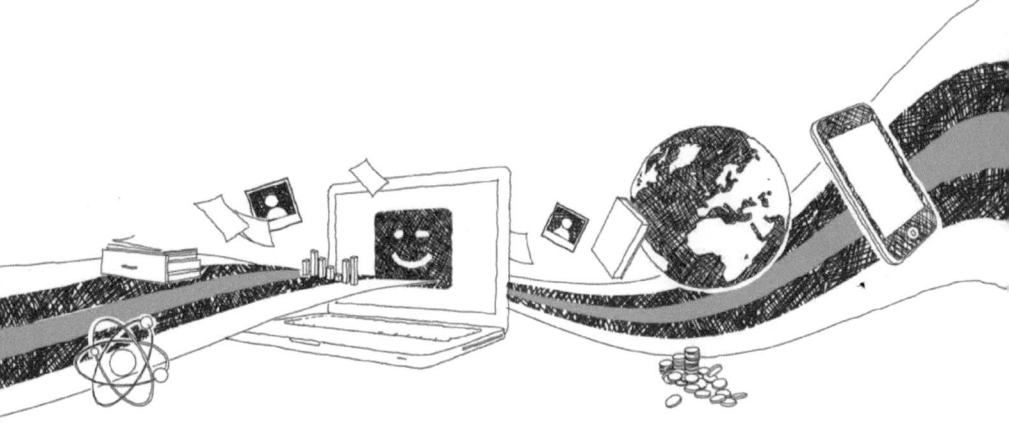
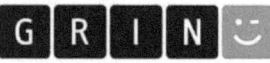